LA CROIX-ROUSSE (LYON). — IMPRIMERIE DE TH. LÉPAGNEZ.

# OBSERVATION

D'UN CAS REMARQUABLE

DE

# DÉGÉNÉRESCENCE CANCÉREUSE DES OS DU CRÂNE,

Suivie de

QUELQUES CONSIDÉRATIONS DE PHYSIOLOGIE
ET D'ANATOMIE PATHOLOGIQUES,

PAR

Le Dr P. Brun,

ANCIEN INTERNE DES HÔPITAUX DE LYON.

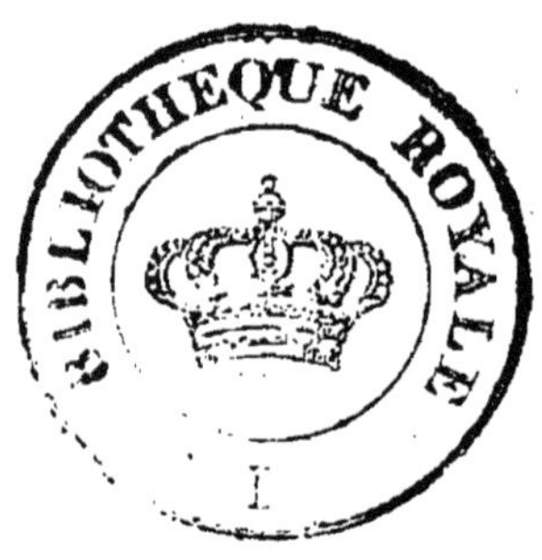


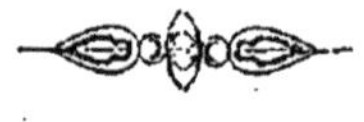

LYON.

CH. SAVY JEUNE, LIBRAIRE

QUAI DES CÉLESTINS, 48.

1844.

# OBSERVATION

D'UN CAS REMARQUABLE

DE

# DÉGÉNÉRESCENCE CANCÉREUSE DES OS DU CRANE,

Suivie de

QUELQUES CONSIDÉRATIONS DE PHYSIOLOGIE
ET D'ANATOMIE PATHOLOGIQUES.

---

Le nommé Jean-Baptiste Poix, âgé de 21 ans, d'une constitution faible, éprouva presque tout-à-coup dans le mois de novembre 1837, une douleur assez vive dans la moitié droite de la rangée dentaire supérieure. Pendant la mastication qui était douloureuse, il sentait, suivant son expression, ses dents plier, et il lui semblait qu'il mâchait du coton, quelle que fut la consistance de la matière alimentaire. — Au bout de quelques jours, augmentation de la douleur dentaire, pesanteur et chaleur dans la moitié supérieure et droite de la face, en même temps que de la céphalalgie dans toute l'étendue de la région temporale du crâne du même côté. — En portant machinalement la main dans le point où il sentait cette douleur de tête, il s'aperçut qu'il était le siège d'une petite tumeur arrondie et déprimée, ayant à peu près le diamètre d'une pièce de deux francs. Cette tumeur, presque indolente à la pression, ne pouvait être déplacée avec les doigts et semblait fixée à l'os temporal. — A la fin du mois de décembre de la même année, la tumeur occupant le centre de la fosse temporale avait atteint les dimensions de la moitié d'une grosse noix.— A cette époque, une douleur gravative se fit sentir au fond de l'orbite et dans l'œil droit, en même temps épiphora et un peu de photophobie. — Le globe oculaire semble légèrement projeté en avant; trouble dans la vision; au delà de quarante pas les objets sont confus; à une petite distance, ils sont seulement recouverts d'un léger brouillard. — Douleurs cuisantes et continuelles dans la tumeur. — On lui conseille l'application de quelques sangsues et des frictions avec une pommade résolutive. — Au dire du malade, cette médication semble hâter les progrès de la tumeur. — Les douleurs augmentent d'intensité, la vue du côté droit s'affaiblit de plus en plus.

Le 6 janvier la tumeur a des dimensions presque doubles de celles qu'elle avait à la fin de décembre. — Les petites molaires et canines supérieures et inférieures du côté droit sont douloureuses et semblent au malade ne pas être solidement fixées dans leurs alvéoles; les supérieures lui paraissent descendues au dessous de leur niveau.

Le 8 janvier 1838, il entre à l'Hôtel-Dieu. — A cette époque la saillie de l'œil droit est très-marquée. Les mouvements du globe ne peuvent s'exécuter sans douleur. — Il ne peut distinguer le numéro du lit en face.

Une ponction explorative pratiquée sur le sommet de la tumeur, donne issue à une assez grande quantité de sang. — La tumeur continue à s'accroître, en se dirigeant vers l'angle externe de l'œil et l'os de la pommette. — Des cataplasmes de roses sont appliqués sans produire aucune espèce d'amélioration.

Le 16 janvier le malade sort de l'hôpital et va consulter M. Gensoul, qui lui conseille des applications de racines jaunes pilées, et quelques autres médicaments qu'il ne peut me nommer.

A la fin de janvier, une petite fongosité se montre à l'angle interne de l'œil droit. — En deux jours, elle s'étendit entre le globe oculaire et la paupière inférieure sous forme d'un bourrelet faisant une légère saillie au dehors.

5 *Février*. — Il va de nouveau trouver M. Gensoul, qui prescrit l'iodure de potassium à l'intérieur et des cataplasmes de farine de bryone et de racines jaunes sur la tumeur. — Le mal continue à faire des progrès rapides.

Poix rentre à l'Hôtel-Dieu le 20 février 1838; sa tumeur présente alors les dimensions d'une moitié d'orange de grosseur moyenne. Elle a atteint l'angle externe de l'œil; dans ce point, les veines sous-cutanées sont très-apparentes; le globe oculaire continue à être poussé en avant; le malade distingue à peine les barres de fer qui soutiennent le ciel de son lit. — La fongosité signalée plus haut fait une saillie considérable entre les deux paupières; l'intérieure est presque entièrement cachée par elle.

Le 20 mars, la fongosité entoure le globe oculaire et cache en partie la sclérotique; l'œil atrophié est poussé en avant et en dedans. — La vue est entièrement perdue.

Au commencement du mois d'avril le globe oculaire se confond avec les chairs fongueuses dont il est entouré ; il continue à s'atrophier et à se dessècher antérieurement ; la tumeur a alors la grosseur des deux poings. — L'œil gauche continue à voir, comme dans l'état normal ; seulement si le malade bouge brusquement la tête, s'il fixe longtemps le même objet, la vue se perd complètement de ce côté, pour revenir quelques instants après. — Si le malade marche, il lui arrive quelquefois d'être tout-à-coup frappé de cécité complète, il est alors obligé de s'arrêter, pour que la vision se rétablisse.

Le 20 avril la tumeur a envahi la moitié de la joue, et s'étend en dedans jusqu'à la racine du nez. — Une autre tumeur arrondie, indolente, présentant en un mot les mêmes caractères que la première à son début, apparaît au niveau de la bosse pariétale gauche.

A partir du mois de juin, augmentation rapide dans le volume de la tumeur ; l'œil gauche ne voit plus distinctement les objets ; ils lui paraissent de jour en jour plus petits, se colorent et deviennent troubles.

1er *Novembre.* — La tumeur principale a le volume de la tête d'un enfant de 6 à 9 ans ; elle occupe toute la fosse temporale, se prolonge jusqu'à la racine du nez, l'angle de la bouche et le bord antérieur du pavillon de l'oreille. — Un peu allongée de haut en bas, sa circonférence prise à sa base est de 15 pouces. — Son sommet est éloigné d'environ 5 pouces de la surface temporale.

Elle est molle, comme fluctuante, présente dans certains points plus de résistance que dans d'autres ; elle est le siège de douleurs gravatives plutôt que lancinantes ; en l'enveloppant avec les deux mains, on ne sent pas qu'elle soit le siége d'un mouvement d'expansion ; le malade ne dit pas y éprouver de battements ; l'auscultation n'y fait reconnaître aucun bruit particulier ; en la pressant avec les deux mains, comme si on voulait la faire rentrer dans la cavité cranienne, elle ne se laisse point déprimer, et l'on ne fait éprouver au malade aucun des signes de la compression cérébrale. — Cette impossibilité de réduction a existé dés l'apparition de la tumeur ; celle qui siége sur le pariétal présente les mêmes caractéres. — L'ouverture palpébrale du côté droit est considérablement élargie, surtout dans le sens transversal, par la fongosité déjà signalée, laquelle a actuellement la grosseur et la forme d'un œuf. — Le globe oculaire desséché occupe l'extrémité interne de la fongosité et se trouve presque en contact avec le lobule du nez. — Du côté droit l'angle des lèvres est surbaissé, ce qui donne à la bouche une obliquité très-marquée. — La narine droite est comprimée, le conduit auditif externe droit est en partie fermé. — La rangée dentaire supérieure du même côté n'a pas changé de niveau, les dents qui la forment sont solides dans leurs alvéoles, quoique depuis le commencement de la maladie, J.-B. Poix se plaigne de leur mobilité et ne puisse s'en servir sans éprouver de la douleur et une sensation particulière et incommode, qu'il compare à celle qui résulterait de la mastication du coton. — La salivation est plus abondante du côté droit ; il se plaint d'une vive cuisson dans la muqueuse buccale du même côté.

### ÉTAT DE LA SENSIBILITÉ GÉNÉRALE ET SPÉCIALE AU 1er NOVEMBRE.

*Vision.* — Perte complète de la vue du côté droit ; de l'œil gauche, il peut encore distinguer l'ombre de la lumière, le blanc du noir. — La pupille de ce côté est très-dilatée.

*Odorat.* — Il est parfaitement intact du côté gauche; du côté droit, les odeurs sont très-difficilement perçues, si on ne fait que les placer au dessous de la narine correspondante. — Si avec un stylet on écarte l'aile du nez de la cloison contre laquelle elle a été appliquée par l'envahissement de la tumeur, et qu'on rétablisse ainsi la libre circulation de l'air dans la fosse nasale droite, alors l'odoration a lieu aussi bien que du côté opposé. — J'ai eu soin dans cette expérience de distinguer la perception des odeurs de l'impression tactile produite sur la pituitaire par l'action de certaines vapeurs irritantes, telles que celles de l'ammoniaque liquide, du vinaigre acétique. — On conçoit l'importance d'une pareille distinction ; dans le premier cas c'est la première paire, dans le second c'est la cinquième qui transmet l'impression à l'encéphale.

*Goût.* — Il a la bouche pâteuse du côté droit seulement ; il fait souvent fondre du sucre d'orge dans sa bouche. Il dit éprouver la sensation de douceur tout aussi bien du côté droit que du côté gauche. — J'ai promené un petit plumasseau de charpie trempé dans une dissolution de sel marin sur tous les points de la langue réputés sensibles, la sensation était tout aussi nette à droite qu'à gauche.

*Toucher.* — Il est normal sur toute la surface cutanée. La peau très-distendue qui recouvre la tumeur est elle-même parfaitement sensible.

*Audition.* — Du côté droit le malade entend un battement artériel continu qui s'accélère s'il bouge ou tousse. — Ce bruit joint à la compression exercée par la tumeur sur le conduit auditif externe, explique pourquoi l'audition est moins nette du côté droit que du côté gauche.

*Mouvements.* — Il est difficile de constater si la cinquième paire du côté droit continue à transmettre l'innervation. — Le poids et les dimensions de la tumeur peuvent à eux seuls empêcher le mouvement des muscles de la face par une action simplement mécanique. — Toujours est-il que le muscle orbiculaire des lèvres se contracte à droite comme à gauche, et que le malade pourrait siffler si le poids de la tumeur lui permettait de rapprocher suffisamment les angles des lèvres. — L'orbiculaire des paupières, quoique considérablement distendu, se contracte très-visiblement.

Les mouvements sont parfaitement conservés dans tout le reste du corps.

Les facultés intellectuelles ne sont ni perverties ni affaiblies.

Le premier novembre une quantité de sang assez considérable s'est écoulée de la fongosité inter-palpébrale. — Le sang sortait par une ouverture, du calibre d'une grosse épingle; le jet avait à peine un tiers de ligne, de telle sorte que le liquide paraissait s'écouler en nappe. — L'hémorrhagie a été immédiatement arrêtée, en introduisant dans l'ouverture l'extrémité d'un crayon de nitrate d'argent.

Les mois de novembre et de décembre se sont passés sans accidents remarquables. — La tumeur principale s'accroît avec moins de rapidité. — Celle située sur la bosse pariétale augmente d'une manière très-notable.

Le malade tousse et accuse des points douloureux dans différentes régions de la poitrine. — Il s'affaiblit.

*Janvier* 1839. — La toux augmente ; chaque quinte est accompagnée d'un ébranlement douloureux dans la tête, produisant passagèrement quelques uns des effets de la commotion cérébrale.

La toux est attribuée à une bronchite intense. — L'œil gauche est visiblement plus saillant. — Une troisième tumeur commence à paraître dans la fosse temporale gauche avec les mêmes caractères que celles que nous avons indiquées précédemment. — Les digestions deviennent difficiles. — Amaigrissement progressif. — La tumeur principale a atteint le volume de la tête du malade, ce qui lui donne l'aspect d'un monstre bicéphale. — Le 22 janvier, dans la matinée, le malade se sent plus fatigué ; la respiration s'embarrasse, les facultés intellectuelles et les mouvements continuent à rester intacts. — A midi la sœur lui offre de la soupe ; il répond à haute voix qu'elle lui serait inutile, car il sent que sa fin est proche. — A peine a-t-il prononcé ces paroles, que la dyspnée devient extrême ; il s'agite avec anxiété pendant quelques instants et expire. — Je ne pus obtenir, sur les phénomènes qui précédèrent la mort de ce malade, des renseignements plus satisfaisants.

### AUTOPSIE 24 HEURES APRÈS LA MORT.

Je commençai par ouvrir la poitrine, persuadé par avance que je ne trouverais qu'une inflammation très-vive de la muqueuse bronchique et peut-être quelques tubercules. Je fus très-étonné de rencontrer la surface externe des deux poumons parsemée de petites tumeurs squirreuses, ayant des dimensions très-variables, depuis celles d'un petit pois jusqu'à celles d'une noisette. — Ces petites tumeurs aplaties, fongiformes tiennent au poumon ou plutôt au feuillet viscéral des plèvres par des pédicules très-courts et très-étroits. — Leur nature est évidemment cancéreuse, leur texture et leur consistance lardacée; elles résistent sous les doigts et crient sous le scalpel. — Les plèvres ne sont pas enflammées et ne présentent des adhérences dans aucun point. — Leurs cavités ne contiennent qu'une très-petite quantité de liquide. — Les poumons sont farcis dans l'intérieur de petites masses squirrheuses sans inflammation bien évidente du tissu pulmonaire ambiant. — La muqueuse aérienne est le siége d'une rougeur très-prononcée qui va en augmentant depuis la partie supérieure de la trachée jusqu'aux dernières ramifications bronchiques. — Rien à noter dans le cœur et les vaisseaux qui en partent, si ce n'est la présence d'un caillot assez volumineux dans l'artère pulmonaire. — J'ai pu suivre les embranchements de ce caillot très-avant dans le poumon.

Le rein droit était plongé au milieu d'une masse lardacée pesant près d'un kilogramme, l'organe lui-même était en partie squirrheux.

J'ai ensuite procédé avec beaucoup de soin à la dissection des tumeurs de la tête.

La tumeur principale, appuyant sur la fosse temporale, sur l'os de la pommette et la branche ascendante du maxillaire inférieur, a une forme ovoïde à grosse extrémité supérieure. — Elle égale en volume la tête du malade; sa circonférence, prise à sa base, est de 18 pouces.

Une seconde tumeur, siégeant un peu en avant de la bosse pariétale gauche, a le volume du poing. — Une troisième tumeur, grosse comme la moitié d'une noix, siége dans la fosse temporale gauche. — Pour arriver à la substance propre qui constitue la tumeur principale, j'enlève successivement la peau, un tissu cellulaire condensé, l'aponévrose temporale très-amincie, le muscle crotaphyte moins rouge qu'à l'état normal et presque réduit à l'épaisseur d'une membrane. — Les attaches inférieures de l'aponévrose temporale, l'apophyse zygomatique et l'os de la pommette entièrement détachés des os de la face et du crâne sont déjetés en bas et en avant. — Une incision faite aù muscle temporal donna issue à une très-grande quantité de sérosité sanguinolente. — J'essayai de détacher la tumeur en la disséquant à sa circonférence, je ne pus en venir à bout; car, comme je le dirai plus bas, elle ne reposait pas sur la paroi latérale du crâne, mais pénétrait dans la cavité à travers une vaste perforation de cette paroi. — Laissant la tumeur sur place, je la divisai par une grande incision; il s'écoula de nouveau beaucoup de sérosité mêlée de sang; après quoi, je cherchai à étudier sa composition, qui me parut extrêmement hétérogène. — Dans quelques points, la texture est évidemment aréolaire. — Parmi ces aréoles, les unes sont complètes à cavité sphérique remplie de sérosité et ayant avec les kystes acéphalocystes de l'ovaire ou de la thyroïde une analogie frappante; les autres sont incomplètes, formées par des bandelettes fibreuses entrecroisées. Ces dernières sont pénétrées par de la sérosité sanguinolente, de la fibrine à différents degrés d'organisation, depuis la forme semi-liquide et gélatineuse jusqu'à la consistance des pseudo-membranes anciennes et parfaitement organisées. — Ces aréoles contenaient encore du sang à différents degrés de coagulation, une substance semblable à de la pulpe cérébrale, mais en très-faible proportion et de petits fragments d'os, débris des parois craniennes détruites par la maladie.

La réunion de ces différents produits morbides formait une masse molle diffluente qui se déchirait et se laissait pénétrer avec une grande facilité. — Plongeant la main dans l'épaisseur de la tumeur, je fus très-étonné de ne pas rencontrer la paroi cranienne; elle appuyait directement, comme on va le voir, sur la dure-mère.

La tumeur avait envahi la cavité orbitaire après avoir détruit ses parois externe et inférieure. — Le globe oculaire atrophié, mais non dégénéré, est déjeté en avant et en bas; la cornée obscurcie se continue sans ligne de démarcation avec la sclérotique. — L'humeur vitrée a conservé sa consistance normale, mais sa quantité est beaucoup moindre. — Le cristallin a entièrement disparu. — Le tissu cellulaire qui l'entoure est en grande partie converti en un tissu morbide analogue à celui de la tumeur. — Les muscles sont décolorés. — Quelques branches nerveuses, parmi lesquelles j'ai cru reconnaître le frontal et le moteur oculaire commun, avaient résisté à la dégénérescence morbide. — Le nerf optique distendu et aminci avait tout au plus la moitié de son volume normal.

Le sinus maxillaire, largement ouvert en haut et en dehors, est rempli par une matière gélatiniforme.

Les envahissements de la tumeur ne s'arrêtent pas là ; après avoir détruit la presque totalité de la paroi interne de l'orbite droit et pénétré dans la partie supérieure des fosses nasales, elle va faire saillie dans le fond de l'orbite gauche en soulevant la lame carrée de l'ethmoïde en partie détruite, et comprime le nerf optique correspondant, ce qui explique l'amaurose et le commencement d'exophthalmie du même côté.

L'ethmoïde a presque entièrement disparu; on ne trouve que quelques débris de sa lame criblée.

Il m'a été impossible de retrouver la division du nerf olfactif dans la pituitaire, tant la tumeur avait apporté de désordre dans cette cavité. — Cependant nous avons vu que le malade avait conservé la faculté d'odorer. Les filets les plus antérieurs étaient-ils conservés? c'est ce que je n'ai pu constater.

La branche ascendante du maxillaire inférieur est percée d'une ouverture quadrilatère, dont le bord postérieur supporte le condyle. — L'apophyse coronoïde est détachée et semble avoir été tirée en haut par la distension du muscle temporal. — On ne retrouve plus l'orifice supérieur du canal dentaire inférieur. Les deux lames compactes sont déjetées l'une en dedans, l'autre en dehors. — Dans l'excavation formée par leur écartement, était contenue une substance qui se continue avec celle de la tumeur principale. — J'ai pu reconnaître, au milieu de cette production morbide, le nerf dentaire inférieur qui la traversait pour pénétrer dans la portion du canal osseux qui avait été épargnée. — Ce nerf s'était conservé parfaitement sain. — A ce propos je rappellerai que le malade a éprouvé des douleurs assez vives dans la rangée dentaire inférieure droite, douleurs qui étaient exaspérées par la mastication, et qui très-certainement reconnaissaient pour cause la compression du nerf dentaire inférieur.

Le désordre le plus remarquable est celui que présente la paroi latérale droite de la cavité crânienne.

Cette paroi n'existe plus à proprement parler; elle est convertie en une large ouverture, ayant environ 4 pouces 1/2 d'avant en arrière, et 3 pouces 1/2 de haut en bas.

Le pourtour de cette vaste perforation ne présente pas les caractères d'une simple usure. Il a une épaisseur remarquable résultant à la fois et de l'ampliation des cellules du diploé et du développement de véritables végétations osseuses sur les bords de la table externe. — Ces végétations forment des dentelures irrégulières qu'il était facile de sentir sur le vivant en circonscrivant la base de la tumeur avec l'extrémité des doigts. — Ces productions osseuses, considérées seulement à l'œil nu, offrent un aspect spongieux dans quelques points, fibreux dans d'autres, comme cela s'observe dans les os du crâne de l'embryon. — Ces fibres, dont les unes sont perpendiculaires à la surface cranienne, les autres plus ou moins obliques, sont séparées par des sillons qui, dans l'état frais, logeaient probablement des rameaux vasculaires. — Cette disposition morbide de l'os est celle qu'on trouve décrite dans Lobstein sous le nom d'*osteoporose*, et dans quelques autres auteurs sous celui d'exostose spongieuse. La table interne s'avance plus vers le centre de l'ouverture que l'externe; ses bords sont coupés avec assez de netteté. — Entre ces deux tables se voient les cellules du diploé, raréfiées en même temps qu'élargies, et dans lesquelles viennent s'ouvrir les orifices très-apparents des canaux osseux qui laissent passage aux veines diploïques.

Cette vaste ouverture résulte de la destruction de la portion écailleuse du temporal et de la grande aile du sphénoïde, ainsi que de celle des bords correspondants du pariétal et du frontal, qui sont usés dans l'étendue d'un pouce environ.

La tumeur reposait sur la dure-mère, et, comme on doit bien le penser, cette membrane n'avait pu lui servir de point d'appui qu'à la condition d'être refoulée par elle dans la cavité cranienne. Nous verrons tout-à-l'heure quel a été l'effet produit sur le cerveau par ce refoulement.

La tumeur n'appuyait pas seulement sur la dure-mère, elle avait contracté avec elle des adhérences qui ont dû fixer mon attention. — Ces adhérences m'ont paru fibreuses. Je n'y ai pas reconnu la plus légère trace de vaisseaux. — Une traction médiocre suffisait pour les rompre. — Au-dessous, la dure-mère était parfaitement saine, unie et resplendissante.

Quant aux connexions de la tumeur principale avec les veines du diploé, j'ai inutilement cherché à la déterminer. — La dissection des autres tumeurs m'a permis jusqu'à un certain point de résoudre cette importante question.

Passons maintenant à l'examen des autres tumeurs en procédant par ordre de volume.

Une seconde tumeur, de la grosseur du poingt, siége au sommet de la tête entre la suture sagitale et la bosse pariétale gauche. Avant d'arriver à la substance par laquelle elle est formée, j'ai successivement reconnu et disséqué le cuir chevelu, le muscle occipito-frontal, ou plutôt son aponévrose moyenne, la couche celluleuse sous-jacente et le périoste.

Cette seconde tumeur a avec la précédente une grande analogie de structure et de composition. — Les cellulosités fibreuses sont moins distinctes; la quantité de sang épanché et la sérosité sont proportionnellement moins considérables. — Comme dans la précédente, on y voit dominer la fibrine à l'état gélatineux, et on y rencontre aussi quelques petits fragments osseux. La base de la tumeur appuie sur une surface osseuse de 9 à 10 pouces de circonférence; cette surface est dépourvue de table externe; on y voit à nu le diploé dont les cellules sont agrandies; à son pourtour sont de véritables végétations osseuses faisant une saillie de plusieurs lignes. — Au centre est une ouverture ovale ayant 1 pouce 1/2 de long sur 1 pouce de large, à travers laquelle la tumeur, pénétrant dans la cavité cranienne, se rétrécit pour s'élargir de nouveau. — La portion intra-cranienne de la tumeur a plus d'homogénéité dans sa structure que l'externe; elle est presque exclusivement formée par un dépôt de fibrine d'une consistance plus que gélatineuse; elle appuie sur la dure-mère qu'elle a refoulée en bas, et n'a avec elle comme la précédente que des adhérences fibreuses faciles à rompre; elle est aplatie, lenticulaire, et a de 5 à 6 pouces de circonférence. La portion du pariétal qui la recouvre est comme au dehors dépourvue de sa table compacte et circonscrite par des végétations stalactiformes très-remarquables faisant saillie dans la cavité cranienne.

Une troisième tumeur, ayant à peu près le volume de la moitié d'une noix, s'est développée dans la partie antérieure de la fosse temporale gauche. — Il y a aussi perforation des parois osseuses. Usure des tables compactes, surtout de l'externe, ampliation des cellulosités diploïques; division de la tumeur en deux portions par l'ouverture osseuse qui a quelques lignes de diamètre. — La fibrine déposée sur la dure-mère a plus de densité que dans les tumeurs précédentes ; elle est pénétrée par des vaisseaux gorgés d'un sang noir venant évidemment du diploé; ces vaisseaux sont très-ramollis ; la plus légère traction suffit pour les rompre. — La portion extra-cranienne de la tumeur a la même structure que dans les tumeurs précédentes ; la sérosité y est en très-faible proportion. —Il est à remarquer que le sillon principal de l'artère méningée moyenne est interrompue par cette dernière perforation; il reparaît ensuite avec une profondeur remarquable ; les sillons de la feuille de figuier sont très-marqués et vont tous se perdre dans les végétations osseuses de la tumeur n° 2. — Les subdivisions de l'artère méningée moyenne ont un calibre tout-à-fait normal.

Notons que sur le pariétal droit on ne trouve presque pas de traces de l'artère méningée correspondante. Cette artère a-t-elle été détruite par le développement de la tumeur principale, ou bien venait-elle s'y perdre en entier ? Ce sont là deux questions qui ne sont peut-être pas sans importance pour arriver à la connaissance du point de départ et de la nature de la maladie qui nous occupe, et auxquelles je regrette bien de ne pouvoir répondre que par des hypothèses.

Je dois ici signaler une omission grave que j'ai commise dans le but de mettre en garde contre une pareille faute ceux qui auront à étudier des cas d'anatomie pathologique, ayant quelque analogie avec celui qui fait le sujet de ce mémoire. Je veux parler de l'injection des artères de la tête à laquelle je n'ai songé que lorsque la dissection était trop avancée pour que je pusse espérer de la pratiquer avec succès.

Une quatrième tumeur, que la dissection seule m'a

permis de reconnaître, a la grosseur d'une noisette, et fait saillie dans la fosse zygomatique.—Elle pénètre aussi dans le crâne à travers une ouverture arrondie de 6 lignes de diamètre, dont est percé le fond de la fosse cérébrale moyenne. — Cette ouverture n'est autre que le trou grand rong du sphénoïde agrandi par l'usure de sa circonférence. — Rien n'indiquait pendant la vie une compression du nerf maxillaire supérieur.

L'existence d'une cinquième tumeur, trop petite pour pouvoir être sentie à travers les téguments du crâne, m'a encore été démontrée par la dissection un peu au-dessus de l'angle inférieur et postérieur du pariétal gauche.— Comme dans les précédentes, on trouve une perforation de l'os, ayant 2 lignes de diamètre autour de l'ouverture par usure des tables externes et internes. Pas de végétations osseuses. — La production morbide extra-cranienne reçoit manifestement des vaisseaux diploïques. — L'intra-cranienne est de la fibrine à peine colorée, appliquée sur la dure-mère.

Enfin, au dessus de la crête occipitale externe, j'ai trouvé une excavation capable de recevoir un petit pois s'ouvrant seulement au dehors. — Elle était remplie par un noyau fibrineux pénétré de sang. — Je signale à votre attention l'existence de cette petite excavation : je la considère comme pouvant jeter quelque lumière sur la nature ou plutôt sur le siége primitif de la maladie.

Je crois qu'il ne sera pas sans intérêt d'entrer dans quelques détails sur l'état du cerveau et des nerfs qui en partent.

L'hémisphère droit présente sur sa face externe une excavation ou plutôt une dépression très-marquée, produite par la compression incessante que la tumeur principale exerçait sur lui, par l'intermédiaire de la dure-mère.— Cette excavation qui a de cinq à six pouces de circonférence, a une profondeur qu'il est assez difficile de déterminer. Je crois pouvoir en donner une idée à peu près exacte, en disant que la distance qui sépare le fond de cette dépression de la scissure inter-lobaire a un pouce de moins que si ce même point se trouvait sur la convexité normale de l'hémisphère.

Une dépression moins large, mais peut-être aussi profonde, occupe la face supérieure de l'hémisphère gauche, très-près de la scissure; elle a été produite par la tumeur n° 2.

D'autres petites dépressions à peine sensibles répondaient aux tumeurs 3 et 4.

Les nerfs craniens ne m'ont rien présenté d'anormal à leur origine.

Comme il ne reste plus que quelques débris de la lame criblée de l'ethmoïde, on voit les filets olfactifs s'engager dans les étuis membraneux que leur fournit la dure-mère. — Le désordre apporté dans les fosses nasales par la tumeur n° 1 est si grand, qu'il m'est impossible de le suivre aû delà.

Jusqu'au chiasma, les nerfs optiques ne présentent rien de remarquable; à partir de cet entrecroisement, ils paraissent avoir diminué de volume, surtout celui du côté droit.

Le nerf optique droit est allongé et aminci; le gauche est, comme je l'ai déjà dit, comprimé immédiatement après sa sortie par le trou optique. — Cette compression n'est pas assez considérable pour avoir modifié sa forme; il a seulement éprouvé un peu d'allongement.

Quant aux nerfs de la cinquième paire, mon attention s'est surtout dirigée sur celui du côté droit.

Les trois branches qui le constituent ne traversaient plus les ouvertures osseuses par lesquelles elles sortent du crâne dans les circonstances ordinaires. — Plus de fente sphénoïdale, destruction complète de cette portion du sphénoïde percée par les trous grand rond et ovale.

Le nerf trifacial droit est plongé dans le tissu même de la tumeur. — Il n'a pas éprouvé d'altérations visibles ni de changements dans son volume. — Les branches ophthalmique et maxillaire supérieure sont parfaitement distinctes à leur origine, elles vont se perdre dans la tumeur où on ne peut les suivre à cause de la dégénérescence morbide des organes dans lesquels elles vont se rendre.

Quant au maxillaire inférieur, j'ai parfaitement reconnu et suivi ses trois branches principales au milieu de la substance gélatineuse dans laquelle elles étaient plongées à leur origine.

Je ne dois pas omettre de signaler ici l'existence d'une petite tumeur molle, pulpeuse, blanchâtre, de la grosseur d'une noix, ayant de l'analogie pour la texture avec la substance intra-cranienne des tumeurs extérieures à la dure-mère; mais à la différence de ces dernières, elle adhère à la face interne de la dure-mère, et répond à cette portion de la méninge qui recouvre la face antérieure du rocher; elle tient à la membrane par de petits filaments fibreux faciles à rompre. Malgré toute mon attention, je n'ai pu reconnaître de communications vasculaires. — Cette tumeur avait produit sur l'hémisphère cérébral correspondant une légère dépression avec ramollissement très-marqué de la substance cérébrale.

Peut-être me suis-je arrêté un peu trop longtemps à

cette énumération sèche et aride des lésions pathologiques. Je vais essayer d'aborder la question plus difficile, mais plus intéressante du diagnostic différentiel, et rechercher si la maladie qui nous occupe trouve sa place dans le cadre nosologique.

Le spina-ventosa, la nécrose, la carie, la dégénerescence fongueuse de la dure-mère, les loupes, l'encéphalocèle, l'ostéosarcome, telles sont, je crois, les lésions pathologiques dont les analogies plus ou moins éloignées doivent fixer notre attention, et entre lesquelles la discussion peut raisonnablement s'engager.

Je procéderai par voie d'élimination; cette méthode est facile dans son application, logique et rigoureuse dans ses conséquences, et c'est surtout dans les cas obscurs et controversés que son utilité se fait sentir.

Est-ce un spina-ventosa? Cette maladie, sur les véritables caractères de laquelle les auteurs sont bien loin de s'entendre, affecte avec une prédilection marquée les os longs des membres, ceux du crâne cependant n'en sont point à l'abri. — Lobstein, dans son *Traité d'anatomie pathologique*, décrit plusieurs cas de spina-ventosa du crâne ayant des analogies frappantes avec celui qui fait le sujet de ce mémoire; il considère les uns comme déterminés par des caries cancéreuses, les autres par des encéphaloïdes de la dure-mère. — En lisant ce que dit à ce sujet l'auteur que je viens de citer et quelques autres, il me semble qu'il est bien difficile d'arrêter ses idées et de ne pas être persuadé que les maladies des os, en apparence les plus distinctes, présentent cependant des caractères d'une analogie embarrassante, qui jette sur leur histoire une obscurité incontestable.

Cependant on s'accorde assez généralement à admettre

que dans le spina-ventosa, la substance de l'os ne paraît avoir éprouvé aucune déperdition apparente; elle semble même dans quelques cas, avoir reçu des additions notables; le spina-ventosa consiste essentiellement à son début, en une tumeur osseuse résultant d'une dilatation excentrique, produite par l'accumulation d'un tissu anormal dans la cavité médullaire ou dans le tissu aréolaire. — La maladie que nous avons décrite n'a présenté aucun de ces caractères. — D'ailleurs au point de vue de l'anatomie pathologique, rien ne ressemble à cette agglomération de matière fibrineuse.

L'idée de nécrose est je crois encore moins admissible. Pendant la vie on n'a observé ni abcès, ni trajets fistuleux, ni tendance à une exfoliation quelconque. — Après la mort, rien qui ressemble au séquestre. A la vérité nous avons bien trouvé dans la tumeur de petits fragments osseux nécrosés, mais j'essaierai de démontrer plus tard que ces fragments, véritables esquilles, n'ont été séparés des parois craniennes et frappés de mort que consécutivement à un travail morbide qui n'est point la nécrose.

Pas plus que la nécrose, la carie ne rend compte des caractères présentés pendant la vie. — Point de trajets fistuleux avec écoulement de ce pus *sui generis* si facile à reconnaître. — Outre son peu de prédilection pour les os du crâne, la carie ne débute pas ainsi par une tumeur molle à fluctuation obscure, finissant par acquérir un volume aussi considérable. — En outre, les caractères anatomiques ne sont nullement ceux de la carie. On ne retrouve pas ces érosions recouvertes d'une pellicule rouge et veloutée, ou de bourgeons charnus rougeâtres et mollasses, on ne retrouve pas dans les aréoles du tissu réticulaire ce liquide grisâtre et fétide, etc., etc.

Les tumeurs nombreuses qui peuvent prendre naissance sous le cuir chevelu et qui ont été désignées sous le nom générique de *loupes*, méritent de fixer notre attention d'une manière toute spéciale relativement au diagnostic différentiel.

Nous devons surtout nous occuper des signes offerts pendant la vie; quant aux caractères anatomiques, il n'y a, je crois, pas de confusion possible. — La plupart de ces tumeurs sont indolentes, du moins à leur début, et se laissent déplacer avec assez de facilité. Cette mobilité en tout sens est un signe caractéristique sur lequel M. A. Séverin a beaucoup insisté. — Elles arrivent, dans un espace de temps plus ou moins long, à acquérir un certain volume, puis restent stationnaires. — Ces tumeurs sont du nombre de celles qu'on peut attaquer. Ces caractères me paraissent plus que suffisants pour empêcher toute espèce de confusion. — *L'encéphalocèle* qu'on ne rencontre guère que chez les nouveau-nés, est remarquable par sa mollesse, sa régularité, la facilité avec laquelle on peut le faire rentrer dans le crâne, et le bien-être qui accompagne cette réduction.

Les tumeurs érectiles atteignent rarement un certain volume sans altérer la peau; elles sont le siège de battements caractéristiques.

Il ne me reste plus qu'à examiner si nous avons affaire à un cancer des os du crâne, ou si vous voulez à une dégénérescence carcinomateuse des parois de cette cavité, ou bien à une de ces maladies décrites dans les auteurs sous le nom de fongus de la dure-mère.

Les tumeurs ainsi appelées ne sont pas toutes des dégénérescences fongueuses de la dure-mère. — Louis, dans son intéressant mémoire sur ces tumeurs, a établi, et beaucoup de chirurgiens admettent encore qu'elles viennent seulement et exclusivement de la dure-mère. — Des auteurs allemands, parmi lesquels je citerai Ebermayer, Chelius, Walther, prétendent qu'elles ont souvent leur point de départ dans l'épaisseur des os. — Il n'est pas de mon sujet de discuter la valeur de ces différentes opinions. — Je vais établir en peu de mots les principaux caractères qu'ont présentés pendant la vie les tumeurs que l'autopsie a démontré être de véritables fongus de la dure-mère. — En consultant ce qu'ont dit à ce sujet, Louis, Ebermayer, M. Cruveilhier, je trouve que l'existence d'un fongus de la dure-mère ne se traduit par des signes de quelque valeur qu'à dater du moment où après avoir usé les os du crâne, il commence à faire saillie au dessous du cuir chevelu; alors la tumeur tantôt arrondie et dure, tantôt bosselée et molle, immobile, quoique sans adhérence à la peau peut être le siége de deux sortes de battements, les uns qui correspondent au pouls, les autres à la respiration. Si on la comprime brusquement, elle rentre et fait naître des accidents de paralysie; son pourtour est souvent formé par un bord osseux inégal et dentelé. — Ordinairement elle est le siége de douleurs pongitives ou de picotements qui fatiguent plus ou moins les malades. — Si ces caractères étaient constants, il serait facile de reconnaître un fongus de la dure-mère, mais il est rare de les trouver tous réunis chez le même individu. — Les pulsations manquent souvent; la réduction n'est pas toujours possible.

Chez le sujet de notre observation, il y avait bien douleurs lancinantes, immobilité de la tumeur, saillies osseuses à la base, mais la réduction était impossible, et l'on ne percevait pas le moindre battement, ni par l'application de la main, ni par celle de l'oreille; cependant l'absence de ces caractères ne nous autorisait pas à rejeter l'existence de fongus de la dure-mère, puisque plusieurs des cas signalés par les auteurs que j'ai cités, ne les présentaient pas non plus pendant la vie. — Jusque là nous ne pouvons émettre que des doutes, l'autopsie seule pourra les dissiper, en partie du moins.

Sans vouloir revenir sur les détails anatomiques dans lesquels nous sommes entrés, rappelons-en quelques particularités que nous comparerons à ceux observés par les auteurs.

La structure des fongus de la dure-mère, sur laquelle on a, je crois, trop peu insisté, est plus homogène et plus consistante. — Ils ne sont pas pénétrés par une aussi grande proportion de sérosité sanguinolente, et surtout ils n'offrent pas cet aspect gélatineux et cette disposition hydatiforme sur laquelle nous avons insisté. — Dans le lieu d'implantation de la tumeur, la dure-mère est épaissie, les vaisseaux qui la pénètrent sont très-apparents, quelquefois même variqueux, comme cela s'observe dans un cas rapporté par Louis. Les adhérences entre la tumeur et la dure-mère sont telles, qu'elles ne peuvent être séparées sans déchirement. On voit des vaisseaux passer manifestement de l'une à l'autre. — Les os du crâne usés de l'intérieur à l'extérieur présentent une ouverture généralement disposée en entonnoir, c'est-à-dire sensiblement plus large en dedans qu'en dehors. — Ces caractères anatomiques ne sont pas ceux que nous avons observés, et me semblent prouver surabondamment que nous n'avons point affaire à un fongus de la dure-mère. Mais, je le répète, l'autopsie seule nous autorise à rejeter une maladie, à l'existence de laquelle on pouvait parfaitement croire pendant la vie.

Nous sommes donc ainsi, par ces éliminations successives, conduits à admettre que la maladie a dû commencer par les os du crâne. — Mais en quoi consiste cette dégénérescence osseuse? quel est son point de départ? Je vais essayer de répondre à ces questions, sans avoir toutefois la prétention de le faire d'une manière complètement satisfaisante.

M. Cruveilhier, dans son grand ouvrage sur l'anatomie pathologique, admet que beaucoup d'observateurs se sont mépris en regardant comme des fongus de la dure-mère des tumeurs qui naissent des os du crâne eux-mêmes. — Ces tumeurs carcinomateuses du crâne lui paraissent formées aux dépens du tissu adipeux médullaire des os. Beaucoup plus fréquentes qu'on ne le croit généralement, ajoute-t-il, elles distendent d'abord les cellules diploïques, soulèvent et usent tantôt la table externe ou interne seulement, tantôt les deux tables à la fois; des végétations plus ou moins considérables se forment à mesure que les os du crâne sont détruits; il en résulte des tumeurs saillantes à la surface interne aussi bien qu'à la surface externe du crâne, cancéreuses et osseuses tout à la fois. — Les végétations osseuses sont souvent disposées en faisceaux de fibres très-minces, pressées les unes contre les autres, d'autres fois elles ont l'aspect stalactiforme. — Des cas cités par Ebermayer se rapportent parfaitement à la description que nous venons de donner d'après M. Cruveilhier. — Je regrette que ni l'un ni l'autre ne s'attache à décrire avec quelques détails la forme de la dégénérescence osseuse. — Ils se contentent de la considérer comme carcinomateuse.

Aux deux noms que je viens de citer, je pourrais ajouter ceux de Chelius, Walther, Siebold, Graff, qui veulent que le plus souvent les os soient le point de départ de ces prétendus fongus de la dure-mère. — Siebold les appelle fongus du crâne, et en place le siège exclusif dans le diploé. — Graff admet de plus que lorsque la tumeur est adhérente à la dure-mère, cette adhérence n'est qu'accidentelle.

Je ne cite toutes ces autorités que pour donner quelque valeur à l'opinion que je vais émettre. Cette opinion je la formule en disant que dans le cas qui nous occupe la maladie a son point de départ dans le diploé ; que la substance morbide après avoir détruit, par sa production incessante, les deux tables de l'os, a fait saillie, soit en dedans, soit en dehors de la cavité cranienne.

Au commencement de ce travail, nous avons appelé l'attention sur l'existence des six tumeurs qui ont paru à des époques différentes, et qui, étant incontestablement de même nature, nous ont montré différentes phases d'une même maladie. — La plus petite et par conséquent la plus récente, que nous pouvons considérer comme la lésion élémentaire, a son siège dans la protubérence occipitale interne, où l'on sait que le diploé a plusieurs lignes d'épaisseur ; elle consiste tout simplement en une petite masse de fibrine pénétrée d'un peu de sang coagulé. — Les cellules du diploé, au milieu desquelles elle s'est logée, sont dilatées et gorgées de sang. — La table externe seule est usée. — N'est-ce pas là la dégénèrescence osseuse à son début ? Nous surprenons le travail morbide au moment où la substance qu'il produit n'a encore usé qu'une table osseuse.— Suivons-le dans les tumeurs de formation plus anciennes, nous trouvons sa substance produite en quantité d'autant plus considérable, et l'usure des os dans une étendue d'autant plus grande que l'apparition de la tumeur remonte à une époque plus éloignée.—Mais un fait que je considère comme très-concluant en faveur de mon opinion, c'est l'absence de toute communication vasculaire entre la dure-mère et les tumeurs qui appuient sur elles; c'est la facilité avec laquelle j'ai pu en opérer la séparation, c'est surtout l'intégrité complète de la méninge au-dessous de chaque tumeur. — Tandis que dans plusieurs des cas de fongus, rapportés par Louis, la dure-mère participait de la dégénérescence fongueuse.

Il est donc évident pour moi que la maladie qui nous occupe a commencé par le diploé. — C'est certainement un cas analogue qui a conduit Siebold, Graff, Chelius et plusieurs autres à douter de l'existence des fongus de la dure-mère.

Mais de quelle nature est cette dégénérescence du diploé ? quel nom faut-il lui donner ? Est-ce un ostéosarcome ? Sous cette dénomination on a compris des maladies qui ont très-peu d'analogies. — Est-ce ce que Astley Cooper appelle une exostose médullaire fongueuse, Ebermayer un fongus des os du crâne, plusieurs auteurs un encéphaloïde des os ? ou bien est-ce cette maladie qui est décrite dans Lobstein sous le nom d'ostéolyose ou fonte des os ? Je vous avoue que je suis fort embarrassé de répondre. — J'ai lu attentivement ce que disent plusieurs traités modernes sur l'anatomie pathologique des os, je n'ai rien trouvé de semblable à cette singulière substance fibrineuse et pultacée qui constituait les tumeurs que nous avons décrites. — Si je ne dois en grande partie accuser l'insuffisance de mes recherches, on voudra bien du moins prendre en considération l'obscurité qui règne encore sur les maladies des os.

Je suis très-disposé à considérer ces différentes tumeurs comme appartenant à l'innombrable tribu des affections cancéreuses. — Cette opinion est basée non pas tant sur la nature des douleurs que sur la coexistence d'autres tumeurs de nature évidemment cancéreuse développées sur les deux plèvres pulmonaires et dans le tissu cellulaire qui entoure le rein droit.

Pour donner quelque valeur à cette manière de voir, j'ajouterai que M. Cruveilhier, dans son grand ouvrage sur l'anatomie pathologique, considère les os comme un tissu caverneux ou mieux comme un tissu veineux aréolaire à parois osseuses, et que plus loin il ajoute qu'une multitude *innombrable* de faits l'ont conduit à établir que le cancer avait son siége dans les capillaires veineux et que le développement de cette lésion dans les os du crâne ne devait pas plus étonner que son développement dans l'épaisseur de l'utérus ou de tout autre organe.

Voyons maintenant si les lésions anatomiques peuvent nous rendre compte des phénomènes observés pendant la vie. — Rappelons d'abord que le malade n'a éprouvé aucun des effets de la compression cérébrale, quoique cette compression existât à un haut degré; ses facultés intellectuelles étaient intactes, ses mouvements libres. Il existe dans la science un grand nombre de faits de ce genre qui nous autorisent à poser cette loi de pathologie cérébrale, savoir : que le cerveau principalement, par sa face convexe, peut supporter impunément un certain degré de compression, surtout une compression graduellement croissante ; mais que passé un degré déterminé, l'équilibre se rompt et les phénomènes de compression se déclarent, aussi intenses que si un épanchement de même volume se fût manifesté immédiatement. La mort prompte de notre malade ne peut s'expliquer que de cette manière. — Les compressions de la base du cerveau produisent graduellement une altération du sentiment et du mouvement.

M. Cruveilhier a été conduit à admettre : 1° que les tumeurs qui compriment les circonvolutions moyennes et postérieures de la voûte du cerveau, sont celles qui sont le plus impunément supportées ; 2° que la paralysie n'arrive que lorsque l'altération cérébrale produite par ces tumeurs atteint soit les radiations qui vont former le corps calleux, soit les radiations des hémisphères au moment où elles sortent des corps striés ; 3° que les tumeurs qui forment les circonvolutions antérieures ne portent pas plus particulièrement sur les facultés intellectuelles. — Le cerveau de notre sujet n'a présenté de ramollissement que dans une très-petite étendue des circonvolutions externes. Ce ramollissement était borné à la substance grise.

La direction suivant laquelle s'exerce la compression du cerveau, paraît à M. Cruveilhier importante à considérer. — Ainsi, une tumeur qui agira sur les circonvolutions cérébrales antérieures d'avant en arrière, produira sur le cerveau une compression bien moindre qu'une tumeur de même volume qui agira de haut en bas. — Une tumeur qui agira transversalement ou obliquement sur un hémisphère comprimera en même temps l'hémisphère opposé, d'où les phénomènes de la compression générale du cerveau. — Chez notre sujet, nous avions à la fois une compression verticale et une compression transversale.

En admettant que la maladie dont nous avons retracé l'histoire ait été considérée comme un fongus de la dure-mère, et nous avons vu que pendant la vie ce diagnostic n'offrait rien que de très-raisonnable, quelle conduite devait tenir le chirurgien? — Il ne faut certainement pas songer à la disparition de la tumeur par résolution ou par suppuration ; il faut donc rejeter les emplâtres, les pommades, et tous les topiques réputés résolutifs. — La destruction de la tumeur par les caustiques ou par la ligature, son extirpation par l'instrument tranchant, sont les seules médications auxquelles on puisse sérieusement s'arrêter.

Je trouve que presque tous les malades soumis à l'emploi des caustiques par Ebermayer, Valther et plusieurs autres chirurgiens, sont morts. — Quant à l'extirpation, les dangers en sont si grands, et les prétendues guérisons obtenues par ce moyen si peu authentiques, qu'elle est rejetée par le plus grand nombre des praticiens.

La plupart des malades cités par Louis sont morts des suites de cette opération.

Si l'on s'arrête à l'idée d'une dégénérescence cancéreuse des os du crâne, que faut-il faire? Ebermayer pense qu'il ne serait pas impossible d'enlever la tumeur avec la portion des os du crâne qui leur a donné naissance.

Pour peu que la base de la tumeur soit étendue, on conçoit toute la gravité d'une semblable opération.

Dans le cas qui nous occupe, il n'y avait évidemment pas d'opération possible. — La multiplicité des tumeurs était une contre-indication manifeste.

www.ingramcontent.com/pod-product-compliance
Ingram Content Group UK Ltd.
Pitfield, Milton Keynes, MK11 3LW, UK
UKHW020403250726
13967UKWH00005B/2446

9 782013 473903